# Evaluación del impacto de la pandemia en la carga mental del personal sanitario de un hospital de tercer nivel

Autores: Pedro Robles Manzanares, Ana Ato González, Javier Hernández Olivares, Antonio García López-Alanís, Francisco José Cárceles Moreno, Cristina Rodríguez Oquiñena, Ana Belén Martínez Segura y David San Leandro Pardo

# RESUMEN

La pandemia del COVID 19 ha tenido un impacto negativo en la salud mental de la población general, pero un grupo especialmente afectado ha sido el personal sanitario. El objetivo de nuestro estudio el de comparar la carga mental antes de la pandemia y durante la misma, con el fin de evaluar y analizar cuán ha sido su impacto. Para ello, hemos facilitado al personal sanitario de un hospital de tercer nivel, una escala subjetiva de evaluación de carga mental, que han completado ubicándose antes y durante la pandemia. Los resultados que hemos obtenido muestran que durante la pandemia, el personal sanitario sufrió un notorio incremento de la carga mental a expensas de casi todas las dimensiones que definen la carga mental. Tras el análisis detallado de estos resultados, proponemos una serie de medidas de prevención psicosociales desde la perspectiva de la ergonomía con el fin de atenuar la patología mental y psicológica en hipotéticas situaciones similares futuras.

**Palabras clave:** *carga mental, ergonomía, pandemia, covid-19, salud mental.*

# ÍNDICE

# 1. INTRODUCCIÓN

La Organización Mundial de la Salud define el estrés como "el conjunto de respuestas fisiológicas del cuerpo que preparan a una persona para la acción", de lo que inducimos que el estrés es un fenómeno normal en la vida laboral, aunque si persiste en el tiempo puede provocar diversas patologías tanto físicas como mentales y reducir el rendimiento laboral.

En la ergonomía moderna, el concepto de carga mental es cada vez más importante debido a la presencia de elementos tecnológicos en la mayoría de entornos que aumentan el nivel de demandas cognitivas de las personas que realizan las tareas diarias[1].

Para abordar la carga mental existen diversos enfoques. Uno de los más antiguos es el basado en el análisis de los componentes estructurales, como las operaciones específicas de procesamiento de información o los modelos de "cuello de botella" que se refieren a la identificación de estímulos no deseados. Sin embargo, estos modelos han perdido gran parte de su validez ya que no se han podido comprobar con rigurosidad en situaciones reales fuera del laboratorio[2].

El segundo enfoque se centra en la limitación de capacidades o recursos que pueden necesitarse para realizar una o varias tareas simultáneamente, por ejemplo, el de los componentes energéticos asociados a la atención (Kahneman 1973)[3]. Posteriormente, surgió un modelo de recursos múltiples, donde se propone que la competencia por recursos individuales puede interferir con la realización de múltiples tareas que utilizan estructuras o modalidades de procesamiento comunes (Wickens 1984)[4].

Cuando se realizan labores de dificultad muy alta, es importante seleccionar una tarea prioritaria y dedicarle la atención necesaria, en lugar de intentar hacer varias tareas al mismo tiempo y correr el riesgo de que todas se deterioren. Si se quieren añadir nuevas tareas, se deben analizar los recursos disponibles para asegurarse de que se pueden realizar de manera efectiva.

Aunque no hay consenso sobre la definición exacta de la carga mental, los investigadores están de acuerdo en que existe una analogía con la carga física. Para llegar a un modelo consensuado, es importante tener en cuenta las variaciones en las demandas, el entrenamiento y otras variables intermedias que pueden afectar la carga mental. Este modelo debe ser predictivo para poder anticipar y manejar adecuadamente las demandas mentales.

Hoy en día, la carga mental se define como "el conjunto de exigencias psíquicas a los que se ve sometida la persona a lo largo de su jornada laboral y que suponen que el trabajador tiene que estar atento a una serie de señales, percibidas por los sentidos, para que el cerebro las interprete y así, de ese modo, el trabajador pueda conocer su significado y pueda ser capaz de actuar sobre los mandos correspondientes para conseguir la operación deseada". La cantidad y el tipo de información que el trabajador debe manejar, así como el tiempo disponible para responder a la información recibida, afectan la carga mental y por ello son de vital importancia.

La norma ISO 10075 establece los distintos principios ergonómicos relacionados con la carga mental, incluyendo la fatiga, la monotonía, la hipovigilancia y la saturación mental. La fatiga mental es la consecuencia directa de una carga mental mantenida, y consiste en una la disminución de la capacidad mental de un individuo tras realizar un trabajo durante un período de tiempo determinado. Los síntomas de la fatiga mental pueden incluir irritabilidad, insomnio, falta de energía, preocupaciones injustificadas, dejadez, una peor relación entre esfuerzo y resultado, absentismo, estados depresivos y problemas físicos como mareos, problemas digestivos y ritmo cardíaco irregular [5, 6].

Cuando las condiciones laborales y las exigencias mentales no se ajustan a las capacidades de los trabajadores, puede aparecer la fatiga mental como una señal de que es necesario adaptar la situación para que sea más compatible con las habilidades de las personas. Es importante distinguir entre la fatiga normal y la patológica, y determinar sus causas para poder actuar en consecuencia. En algunos casos, la fatiga puede ser considerada normal dentro de ciertos límites, ya que suele desaparecer con el descanso adecuado o con un cambio en las condiciones del trabajo o de la tarea. Sin embargo, en la mayoría de los casos, la fatiga mental se caracteriza por una disminución en la capacidad de respuesta o acción del individuo y puede tener varias causas, aunque a menudo se debe a la combinación de varios factores. También afecta al aspecto físico y puede variar en su intensidad y expresión de un individuo a otro, ya que es una experiencia personal que depende tanto de factores individuales como de factores situacionales.

Además, es importante destacar que la fatiga no es necesariamente negativa en sí misma, sino que puede ser un mecanismo natural del organismo para regular el descanso y la actividad. Es decir, la sensación de fatiga puede ser un indicador de la necesidad de descanso y puede ser beneficioso para la salud si se toman las medidas adecuadas para descansar y recuperarse una vez identificada. Sin embargo, cuando la sensación de fatiga de dilata en el tiempo, es decir, es crónica o excesiva, puede tener un impacto negativo en la salud y el rendimiento laboral, provocando una disminución de la capacidad de respuesta del individuo ante determinadas exigencias y ante determinados tipos de esfuerzos cognitivos (de memoria, de atención, etc). Estos déficits cognitivos pueden a su vez, aumentar las probabilidades de que se produzcan errores y accidentes laborales, ya que disminuyen la concentración y el rendimiento del trabajador.  Por tanto, es fundamental identificar las causas de la fatiga y tomar medidas para prevenirla y tratarla cuando sea necesario. Cambiar las tareas que tiene que realizar el trabajador o modificar las condiciones del puesto de trabajo suelen ser las medidas más efectivas para su control [5].

La fatiga mental crónica es un estado en el que la fatiga persiste durante un período prolongado de tiempo y puede tener graves consecuencias para la salud física y mental de la persona. Esta condición puede resultar en una disminución significativa de la calidad de vida y afectar el rendimiento laboral y personal. Además, puede tener efectos a largo plazo en la salud, incluyendo trastornos del sueño, problemas de memoria y concentración, y aumento del riesgo de enfermedades cardiovasculares. Por lo tanto, es importante que los empleadores tomen medidas para minimizar la fatiga mental crónica, tales como ofrecer descansos adecuados, promover un ambiente de trabajo saludable y ajustar las condiciones de trabajo según las necesidades individuales de los trabajadores.

Actualmente, no hay un método definido y preciso para evaluar la carga mental. La calidad de la evaluación depende de factores como la validez (medir solo la carga mental), especificidad (tener una medición poco sensible) y aceptabilidad (evitar interferir en la tarea, causar molestias o incomodidades en el trabajador y tener un costo de aplicación razonable).

Existen distintas técnicas para dicha evaluación, que se resumen en:

1. Indicadores fisiológicos

2. Cuestionarios para la estimación subjetiva de los sujetos

3. Método de la doble tarea

4. Análisis de las variaciones del comportamiento operativo.


Los indicadores fisiológicos pueden incluir medidas como la frecuencia cardíaca, la variabilidad de la frecuencia cardíaca o la actividad electromiográfica. Los cuestionarios subjetivos implican que los trabajadores evalúen su propia carga mental a través de preguntas sobre cómo se sienten y cómo perciben su propio rendimiento. El método de la doble tarea implica que los trabajadores realicen dos tareas simultáneamente para evaluar la carga mental. El análisis de las variaciones del comportamiento operativo se basa en medidas de desempeño, como errores o tiempos de reacción, para inferir la carga mental. Cada método tiene sus ventajas y desventajas y se deben elegir cuidadosamente según el contexto y los objetivos de la evaluación, aunque actualmente el método más usado es el de los cuestionarios subjetivos [6].

A la hora de evaluar la carga mental de un puesto de trabajo, debemos de tener en cuenta dos tipos de indicadores principalmente: los factores inherentes al trabajo realizado y la incidencia de estos con el exceso de carga que conllevan sobre el individuo.

A. Factores inherentes al trabajo

En la actualidad, hay varios métodos objetivos para evaluar las condiciones de trabajo, que incluyen variables relacionadas con la carga mental. Tres métodos muy utilizados son:

1. El método del L.E.S.T. (Laboratorio de Economía y Sociología del Trabajo) del CNRS, que evalúa la carga mental a partir de cuatro indicadores: el apremio de tiempo, la complejidad-rapidez, la atención y la minuciosidad.
2. El método de Perfil del Puesto de R.N.U.R., que utiliza el término "carga nerviosa" para describir las exigencias del sistema nervioso central durante la realización de una tarea, que se determina por las operaciones mentales y el nivel de atención.
3. El método de ANACT, que no define el concepto de carga mental de forma específica, pero incluye variables como la rapidez de ejecución y el nivel de atención en el apartado "Puesto de trabajo".

| METODO EVALUACION CONDICIONES DE TRABAJO | INDICES DE CARGA MENTAL | CRITERIOS DE EVALUACION |
|---|---|---|
| L.E.S.T. | Apremio de tiempo | Modo de remuneración<br>Tiempo de entrar en ritmo<br>Trabajo en cadena o no<br>Atrasos a recuperar<br>Pausas<br>Posibilidad detener la máquina<br>Posibilidad ausentarse |
| | Complejidad-rapidez | Duración del ciclo/n° de operaciones<br>Duración del ciclo/n° de elecciones conscientes |
| | Atención | Nivel de atención<br>Continuidad de la atención<br>Posibilidad desviar la vista<br>Posibilidad de hablar<br>Riesgo accidentes<br>Riesgo de deterioro del producto o del material |
| | Minuciosidad | |
| Perfil del puesto | Operaciones mentales | Densidad de las operaciones<br>Presión del tiempo |
| | Nivel de atención | Duración de la atención<br>Precisión del trabajo |
| ANACT | Rapidez de ejecución | |
| | Nivel de atención | |

En la actualidad, existen escalas que han sido validadas experimentalmente para evaluar la carga mental con un alto grado de precisión. Estas escalas se basan en una serie de preguntas que actúan como un filtro para el sujeto, donde cada respuesta determina la siguiente pregunta. Por lo general, estas escalas se presentan en forma de árbol lógico, lo que significa que se deben seguir las instrucciones en orden para que los resultados sean precisos.

Inicialmente, la escala creada por Cooper y Harper en 1969 se utilizó para valorar la carga mental en sistemas de control manual, pero gracias al estudio experimental realizado por Skipper en 1986, se introdujeron modificaciones que permitieron aplicar el método en diferentes áreas de actividad. Al seguir las instrucciones de forma ordenada, se puede obtener una puntuación de carga mental que oscila entre 0 y 10

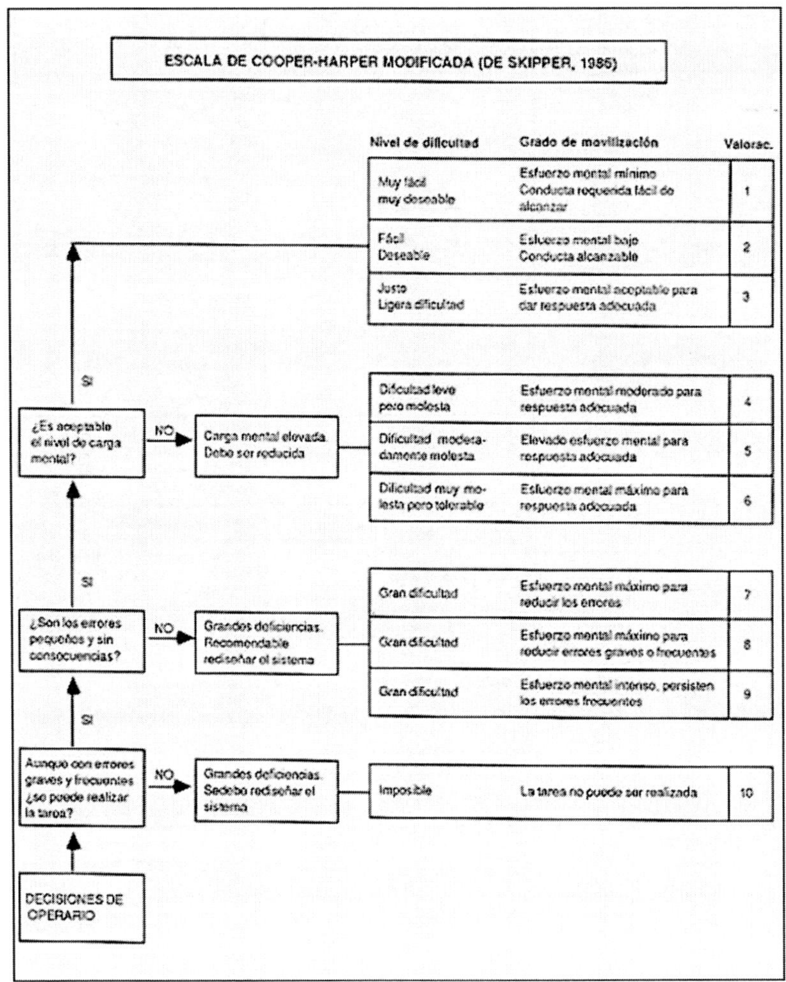


B. Incidencia sobre el individuo

Los diferentes métodos de evaluación de carga mental utilizan indicadores que se han establecido mediante experimentación, observando las reacciones del individuo ante una sobrecarga de trabajo. Estos indicadores están relacionados con las alteraciones fisiológicas, psicológicas y comportamentales que se producen como consecuencia de la fatiga. De esta manera, se pueden establecer de manera objetiva los factores que contribuyen a la sobrecarga mental y su intensidad, lo que permite una evaluación precisa de la carga mental en el trabajo.

Los diferentes métodos de evaluación de la carga mental son complementarios, ya que ninguna medida por sí sola es suficiente para una evaluación completa y precisa. La combinación de varios métodos y la comparación de los resultados es la mejor manera de acercarnos a una evaluación satisfactoria.

| | INDICADORES | |
|---|---|---|
| **EVALUACION DE LAS ALTERACIONES FISIOLOGICAS** | *Actividad:* cardíaca<br>ocular<br>cortical<br>respiratoria | |
| **EVALUACION DE LAS ALTERACIONES PSICOLOGICAS** | Psico-motoras | - rapidez de reacción<br>- coordinación de movimientos |
| | Mentales | - atención<br>- memoria<br>- concentración |
| **EVALUACION DEL COMPORTAMIENTO** | *Método de la doble tarea*<br>Consiste en presentar estímulos independientes de la tarea que se está realizando. En la medida que la tarea principal exige un nivel mayor de atención se disminuye la respuesta a los estímulos secundarios. | |
| | *Evaluación objetiva de la variación del comportamiento*<br>Al aumentar la fatiga, el individuo intenta variar de método operatorio para adaptarse a la situación. Por ello el análisis de las variaciones de los métodos operacionales suele utilizarse como indicador para la evaluación de la fatiga mental. | |
| | *Evaluación subjetiva de la fatiga*<br>En cuanto que la sensación de fatiga vivida condiciona el comportamiento humano es necesario también valorarla convenientemente a través de entrevistas o cuestionarios. | |

Los métodos de evaluación subjetiva son muy populares, ya que presentan múltiples ventajas:

- Facilidad de uso.
- Validez contrastada.
- Alta aceptación por parte del trabajador.
- Bajo grado de intrusión con la tarea.
- Se aplican después de que se haya realizado la tarea.

El método más popular es la escala de valoración, que se basa en frases en las que se solicita al trabajador que califique su grado de esfuerzo. Hay escalas unidimensionales que solo indican el nivel de carga, mientras que las escalas multidimensionales, como el NASA Task Load Index (TLX), ofrecen información diagnóstica sobre la fuente del problema. El TLX es uno de los métodos más citados en la bibliografía y permite la valoración de la tarea desde una perspectiva multidimensional con una puntuación global de carga de trabajo basada en una media ponderada de las puntuaciones de seis subescalas, que determinan que la carga mental es el resultado de la interacción entre los requerimientos de la tarea, las circunstancias en las que se realiza y las habilidades, conductas y percepciones del trabajador.

Por otra parte, la escala SWAT (Subjective Workload Assesment Technique) es un método muy utilizado para evaluar subjetivamente la carga mental, el esfuerzo y el estrés en una amplia variedad de tareas. Esta escala utiliza descriptores verbales que corresponden a niveles bajos, medios y altos en cada una de las tres dimensiones evaluadas. Es importante destacar que, al realizar la evaluación sobre una o varias tareas, se deben utilizar técnicas multidimensionales para llevar a cabo una evaluación precisa. Algunos expertos sugieren el uso de varias técnicas para lograr un escrutinio más completo, ya que cada técnica puede ser sensible a diferentes dimensiones. En algunos casos, puede haber una discrepancia entre los resultados obtenidos por diferentes técnicas, lo que debe ser analizado detenidamente ya que puede proporcionar información valiosa para la evaluación de la carga mental.

En 2009 Rolo et al, desarrollaron la escala subjetiva de carga mental de trabajo (ESCAM), que se trata de una escala multidimensional subjetiva que trata de evaluar la carga mental en el entorno laboral. Consiste en 20 preguntas que se dividen en cinco factores diferentes. Estos factores incluyen:

1. Demandas cognitivas y complejidad de la tarea: Evalúa el esfuerzo mental requerido para realizar las tareas laborales.
2. Características de la tarea: Analiza las interrupciones o distracciones que afectan al trabajador en su puesto.
3. Organización temporal del trabajo: Valora si el tiempo asignado es adecuado para completar las tareas.
4. Ritmo de trabajo: Examina la organización y planificación del tiempo de trabajo, así como la probabilidad de cometer errores.
5. Consecuencias para la salud: Indaga sobre el agotamiento que experimenta el trabajador debido a su desempeño laboral.

Cada ítem de la escala se puntúa del 1 al 5, donde 1 representa una carga mental baja y 5 indica una carga mental alta. La escala permite obtener un promedio de la carga mental subjetiva general, así como puntuaciones específicas para cada una de las dimensiones mencionadas. De este modo, proporciona una medida subjetiva de la carga mental percibida por los trabajadores, pudiendo analizar cuáles son los factores que influyen en este y en qué grado lo hacen. Esto brinda información útil para comprender el nivel de carga mental e identificar las áreas que requieren atención o mejoras en el entorno laboral, permitiendo abordar el problema de la carga mental de manera más específica e individualizada para cada caso [8].

El síndrome de burnout o agotamiento emocional es una enfermedad que surge cuando una persona está expuesta a condiciones laborales nocivas a nivel psicológico y social. Se conoce como "estar quemado por el trabajo" y es un problema común en muchos trabajos, a pesar de los conocimientos científicos y técnicos que existen actualmente en el campo de la salud laboral. A menudo se percibe que la carga psíquica y los riesgos psicosociales son parte del trabajo y se espera que los trabajadores lo soporten sin ayuda. Sin embargo, esto puede ser perjudicial para la salud del trabajador, pudiendo causar problemas físicos como alteraciones gastrointestinales y psicológicos como estrés, ansiedad, depresión. Como hemos comentado en apartados anteriores, también podría disminuir el rendimiento del trabajador, propiciando más errores y accidentes laborales y repercutiendo finalmente a la empresa como un aumento de costes económicos [7].

Es importante diferenciar el síndrome de burnout del estrés laboral (este último puede ser fisiológico), ya que el derecho de protección de la salud de los trabajadores implica que no se les exponga a riesgos psicosociales, organizativos o de ordenación del trabajo en los entornos de demandas de servicio humano que puedan afectar su salud. El síndrome de burnout no solo afecta al individuo, sino también a la empresa, ya que los trabajadores que lo padecen pueden tener más ausentismo laboral, rotación repetida, insatisfacción laboral y baja moral.

Aunque no se tienen datos precisos sobre la prevalencia del síndrome de burnout en la población general, se sabe que es más común en el ámbito hospitalario. Se define como "un estado de fatiga física y mental asociado al trabajo" (Maslach & Jackson 1996), que involucra tres dimensiones principalmente: agotamiento emocional elevado (disminución de los recursos personales disponibles para afrontar problemas y cansancio excesivo), despersonalización (deshumanización, frialdad ante el paciente, distanciamiento del trabajo, actitud negativa ante los problemas, etc) y disminución del sentido de realización personal o ineficacia (baja productividad, disminución del autoestima personal, etc). Estas dimensiones pueden afectar negativamente la salud mental y física de los trabajadores, así como la calidad de la atención médica brindada a los pacientes [9, 10, 11, 12].

En 1988, Pines y Aronson ampliaron la definición de agotamiento emocional, no limitándola solo a las profesiones de ayuda, sino también a otras profesiones que no trabajan directamente con el público [13]. Indicaron que el agotamiento emocional se produce cuando se trabaja constantemente en situaciones laborales con demandas emocionales que provocan un estado de agotamiento mental, físico y emocional. Destacaron que la prevención del agotamiento emocional es importante a través de la calidad de las relaciones interpersonales en el trabajo, la supervisión adecuada y las oportunidades de aprendizaje continuo y desarrollo profesional.

El agotamiento emocional se define operacionalmente como una respuesta al estrés laboral crónico, caracterizada por actitudes y sentimientos negativos hacia los compañeros de trabajo y hacia el propio rol profesional, y por la sensación de estar emocionalmente agotado. Esta respuesta se observa a menudo en profesionales de la salud y en general en aquellos que trabajan en organizaciones de servicios y tienen contacto directo con los usuarios, como el caso del personal sanitario. El agotamiento emocional se produce cuando las estrategias de afrontamiento funcional fallan, lo que significa que los esfuerzos cognitivos y conductuales para manejar las demandas laborales son evaluados como excesivos o desbordantes.

## 1. 1 CONTEXTO

En los últimos años ha ocurrido una pandemia a causa de un nuevo coronavirus llamado SARS-CoV-2, que produce la enfermedad COVID-19. La enfermedad comenzó en la provincia de Hubei, China a finales de 2019 y se ha propagado rápidamente a través de Asia, Oriente Medio y Europa, convirtiéndose en un problema de salud pública a nivel internacional. La OMS declaró la COVID-19 como una pandemia el 11 de marzo de 2020 y el gobierno español declaró el estado de alarma el 14 de marzo del mismo año para afrontar la emergencia sanitaria.

El primer caso de COVID-19 en España se registró el 31 de enero de 2020 y fue importado de un paciente alemán. A partir de ahí, la enfermedad se propagó rápidamente, principalmente en la Comunidad de Madrid, País Vasco y Cataluña, lo que llevó a la declaración del estado de alarma y el confinamiento de la población el 14 de marzo de 2020. A fecha de 29 de abril de 2022, España ha registrado 11.896.152 casos confirmados y 104.456 fallecimientos. Sin embargo, después de la llegada de la vacuna en diciembre de 2020, más de 40 millones de españoles han completado su pauta de vacunación.

La pandemia ha afectado la vida y el trabajo de todos, especialmente los trabajadores de la salud que están en la primera línea de atención y expuestos al virus. La OMS define a los trabajadores de la salud como aquellos cuya intención principal es mejorar la salud. La pandemia ha generado una sobrecarga emocional y laboral en estos profesionales, quienes deben atender tanto a pacientes COVID-19 como a aquellos con otras patologías, lo que implica una práctica profesional diferente y la aplicación de criterios de triaje difíciles de asumir.

La pandemia de COVID-19 ha generado múltiples factores estresantes para los trabajadores de la salud, como mayores cargas de trabajo, alto riesgo de exposición al virus y cambios en la vida diaria. Esto ha llevado a un aumento de la ansiedad, el estrés, la depresión, el agotamiento y los trastornos del sueño en los trabajadores de la salud. Además, muchos han tenido que separarse de sus seres queridos para protegerlos del riesgo de contagio. La fatiga y la reducción de la satisfacción se han desarrollado en un gran porcentaje de estos trabajadores, y durante la pandemia, el TEPT, la ansiedad y la depresión pueden estar relacionados con factores tanto individuales como del psicosociales. Aparte de afectar a su salud personal, también puede afectar a la calidad de la atención médica que brindan a los pacientes. Además, estudios recientes indican que el personal médico ha expresado niveles elevados de preocupación en relación con diversos aspectos de COVID-19.

Los profesionales de la salud que trabajan en primera línea durante brotes de enfermedades están expuestos a situaciones estresantes que pueden tener un impacto negativo en su salud mental a largo plazo. Pueden experimentar altos niveles de estrés inmediatamente después de la respuesta, lo que aumenta el riesgo de desarrollar estrés crónico, angustia psicológica y otros síntomas de salud mental. La incertidumbre y el estrés continuo son factores que pueden contribuir a este riesgo.

El agotamiento profesional en el personal de salud se refiere a una sensación de agotamiento emocional, desconexión con los pacientes y falta de realización personal. Antes de la pandemia, se reportó que esta condición afectaba al 30% al 50% del personal de salud en algunos lugares y que la depresión y el suicidio eran más comunes en ellos que en la población general.

Hasta ahora, la mayoría de los estudios sobre COVID-19 se han centrado en la prevención, diagnóstico y tratamiento. Pocos han investigado los problemas de salud mental que afectan a los trabajadores de la salud. Los estudios existentes han sido predominantemente cuantitativos y muestran un aumento de los síntomas de estrés, ansiedad y depresión en el personal de primera línea. Sin embargo, se necesitan enfoques cualitativos para comprender las experiencias reales de estos trabajadores. La pandemia de COVID-19 ha tenido un impacto psicológico significativo, lo que requiere la adopción de estrategias de afrontamiento para prevenir problemas de salud mental.

El agotamiento en el trabajo es causado por el estrés prolongado y las interacciones estresantes en el lugar de trabajo. El modelo de estrés demanda/recursos sugiere que un aumento en las demandas laborales, junto con recursos limitados, lleva a una sensación de agotamiento y bajo compromiso laboral. La cultura organizacional del lugar de trabajo, como el trabajo en equipo, el apoyo gerencial, la autonomía y las condiciones adecuadas, pueden prevenir el agotamiento. Es por ello, que es importante examinar los sentimientos y percepciones de los trabajadores de la salud durante la pandemia y mejorar la preparación organizacional del sistema de salud para combatir la pandemia actual y futuras crisis de salud.

# 2. JUSTIFICACIÓN

Desde noviembre de 2019, la pandemia de COVID-19 ha afectado significativamente a la vida y el trabajo de la población general y, en particular, del personal sanitario. Esto se debe al aumento de la carga laboral, la incertidumbre, los cambios en los horarios y turnos de trabajo, la falta de equipamiento y escasez de personal, entre otros factores. Esto ha resultado en un aumento de la carga mental y el agotamiento emocional de los trabajadores sanitarios, lo que puede tener consecuencias negativas para su salud mental y física y la calidad asistencial. Existe la posibilidad de que el agotamiento se convierta en una "pandemia paralela" en el futuro. Es importante que tanto los individuos como las organizaciones implementen medidas para reducir la sobrecarga y el agotamiento de los trabajadores sanitarios, como mejorar los horarios, reducir la carga administrativa y ofrecer plataformas de apoyo y aprendizaje de autocuidado.

Es de crucial importancia cuidar de la salud mental de nuestros trabajadores públicos, en este caso del personal sanitario, ya no sólo porque todo trabajador tiene derecho a que se vele por su salud; si no porque además y como hemos visto en apartados anteriores, la patología mental relacionada con la fatiga mental crónica y el síndrome de estar quemado por el trabajo puede inducir a un aumento de los errores cometidos durante el horario laboral y de los accidentes laborales. En el caso específico del personal sanitario, estos errores pueden ser mortales y suponer, aparte de pérdidas económicas, pérdidas vitales.

A pesar de que la pandemia ya ha finalizado y la creemos superada, la huella que ha dejado en el personal sanitario es importante. Nuestro propósito es analizar el impacto residual que todavía subyace en estos trabajadores con el fin de proponer medidas específicas que nos ayuden a afrontar problemas similares en un futuro.

# 3. OBJETIVOS

**Generales**: Evaluar cómo ha afectado la pandemia al nivel de carga mental del personal sanitario a través de un cuestionario de preguntas basado en la Escala Subjetiva de Carga Mental del Trabajo (ESCAM).

**Específicos**:

- Comparar la carga mental antes de la pandemia y durante la pandemia para conocer el impacto de la misma.
- Identificar cuáles son los factores específicos que han propiciado un aumento en la carga mental del personal sanitario durante la pandemia.
- Proponer medidas correctoras específicas y generales que ayuden a subsanar los factores precipitantes de una carga mental patológica.

# 4. MATERIAL Y MÉTODOS

**Tipo de estudio**

La investigación realizada en este proyecto es de tipo transversal y descriptiva, usando la escala subjetiva de carga mental (ESCAM) (Anexo I), realizada de manera online durante los meses de mayo y junio del 2023. Cada uno de los entrevistados completó dos encuestas: una encuesta de escala haciendo referencia a su situación antes de la pandemia y otra haciendo referencia a su situación durante la pandemia.

También se añadieron variables laborales y demográficas (tabla 2 y 3).

El estudio fue de carácter anónimo y voluntario sobre la muestra del distinto personal sanitario del servicio de Radiología (médicos, enfermeros, técnicos de imagen y auxiliares de enfermería) de un hospital universitario de tercer nivel de la Región de Murcia.

**Criterios de inclusión y exclusión**

Criterios de inclusión: personal sanitario (médicos, enfermeros, técnicos de imagen y auxiliares de enfermería) del servicio de Radiología de un hospital de tercer nivel de la Región de Murcia en activo.

Criterios de exclusión: manifiesto de no querer participar en el estudio.

**Variables**

Se envió a través de la aplicación Google Drive® y "Formularios de Google" a los distintos participantes dos encuestas basadas en la escala multidimensional ESCAM (ampliamente validada en otros estudios), una que hacía referencia al tiempo antes de la pandemia, y otra que hacía referencia al tiempo durante la pandemia; así como otras preguntas para determinar factores sociodemográficos y laborales. Las tablas con las variables consideradas para el estudio se pueden subdividir en los siguientes grupos:

1. Variables sociodemográficas: rango de edad y género de los encuestados.
2. Variables laborales: puesto de trabajo
3. Escala ESCAM: Está compuesta por 5 dimensiones que entregan información sobre los diferentes factores que influyen en la carga mental del individuo:
   *-Demandas cognitivas y complejidad de la tarea.* Se relaciona al esfuerzo cognitivo que supone el desempeño del puesto de trabajo.

*-Organización temporal.* Recoge valoraciones sobre la adecuación del tiempo del que dispone el trabajador/a para ejecutar su labor.

*-Consecuencias para la salud.* Hace referencia al agotamiento que el desempeño de la tarea produce en el trabajador/a.

*-Características de la tarea.* Describe las interrupciones y distracciones que se generan en el puesto de trabajo.

*-Ritmo de trabajo.* Se refiere a la posibilidad que tiene el trabajador de organizar el tiempo en el desempeño de la tarea, así como el efecto de un error en los resultados del trabajo.

Consta de 20 ítems. Las respuestas son de tipo Likert, con una puntuación mínima de 1 y máxima de 5. Se una puntuación total por cada dimensión, donde las puntuaciones bajas indican menor percepción de carga mental las altas corresponden a mayor percepción de ésta.

Realizando una media aritmética de estas cinco dimensiones, podemos calcular la *Carga mental total,* que refleja la carga mental global que sufre cada individuo

La difusión de la encuesta se realizó en mayo y junio del 2023 a través de los correos electrónicos de los participantes. La variable sociodemográfica edad se recogerá en rangos de edad para asegurar el anonimato de los participantes.

Posteriormente se, se generó una "Hoja de Cálculo" a través de "Hojas de Cálculo Google" con las respuestas del formulario de cada uno de los participantes. Finalmente, a través del programa *IBM SPSS,* se realizó un análisis estadístico a través de un test no paramétrico para datos apareados (test de Wilcoxon).

# 5. RESULTADOS

## 5.1 Resultados de las variables sociodemográficas

En cuanto a la distribución de los encuestados por género obtuvimos que de los 24 encuestados, 12 fueron hombres y 12 mujeres (Gráfico 1). Si dividimos a los encuestados atendiendo a su puesto de trabajo observamos que el 41,7% fueron médicos, el 20,8% técnicos de imagen, el 20,8% auxiliares de enfermería y el 16,7% enfermeros (Gráfico 3).

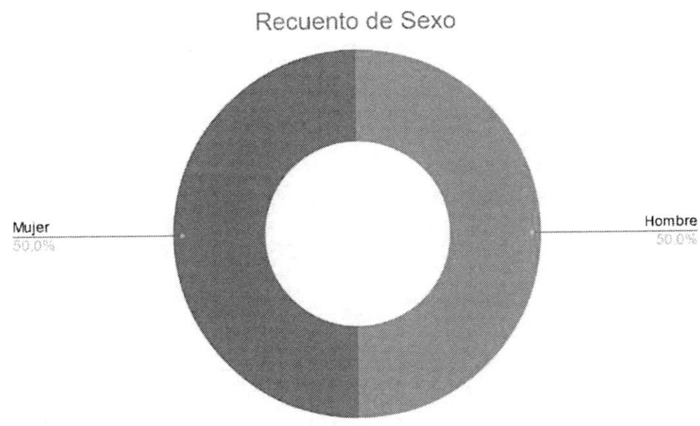



*Gráfico 1. Distribución por género de los encuestados.*

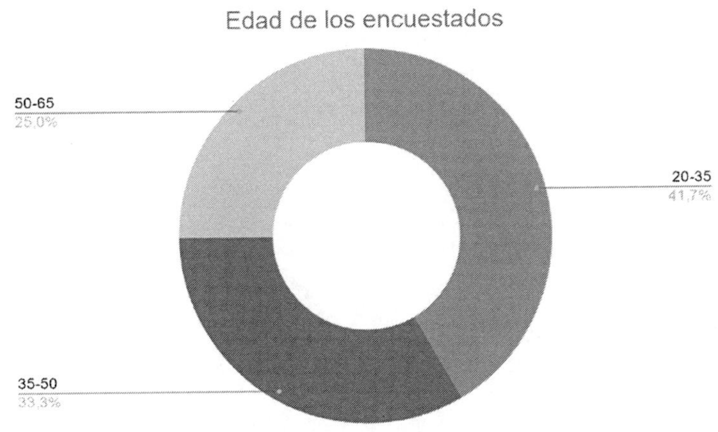



*Gráfico 2. Edad de los encuestados.*

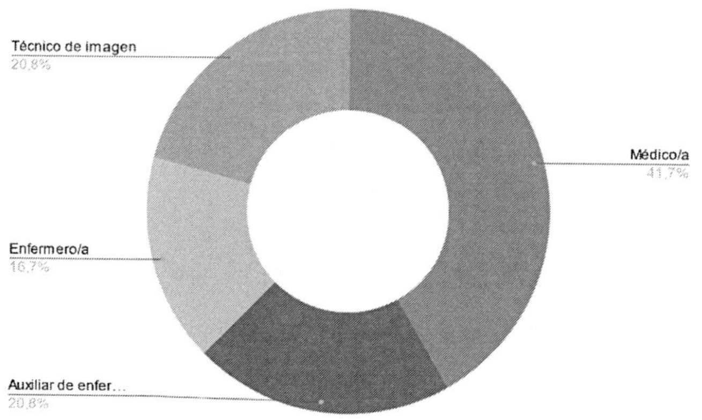



*Gráfico 3. Distribución por puesto de trabajo de los encuestados.*

## 5.2 Resultados totales

Se muestran en la tabla los valores mínimos y máximos, medias, desviación estándar y varianza de cada una de las 5 dimensiones (Demandas cognitivas, organización temporal, consecuencias para la salud, características de la tarea y ritmo de trabajo) antes y durante de la pandemia (Figura 1).

| | N | Mínimo | Máximo | Media | Desv. estándar |
|---|---|---|---|---|---|
| Demanda Cognitiva Antes de la Pandemia | 24 | 1,80 | 4,80 | 3,4333 | ,78832 |
| Demanda Cognitiva Durante la Pandemia | 24 | 2,60 | 5,00 | 4,0750 | ,65359 |
| Organización Temporal Antes de la Pandemia | 24 | 2,00 | 5,00 | 3,2639 | ,74197 |
| Organización Temporal Durante la Pandemia | 24 | 1,00 | 5,00 | 3,9167 | ,91815 |
| Consecuencias para la Salud Antes de la Pandemia | 24 | 2,00 | 3,50 | 2,8021 | ,49442 |
| Consecuencias para la Salud durante la Pandemia | 24 | 3,00 | 5,00 | 4,0208 | ,63809 |
| Características de la Tarea antes de la pandemia | 24 | 1,20 | 4,60 | 3,1333 | ,73109 |
| Características de la Tarea durante la pandemia | 24 | 3,00 | 5,00 | 3,9063 | ,55075 |
| Ritmo de Trabajo Antes de la pandemia | 24 | 1,00 | 4,33 | 2,9583 | ,72440 |
| Ritmo de Trabajo Durante la pandemia | 24 | 1,67 | 4,50 | 3,1875 | ,71443 |
| Carga Mental Total antes de la Pandemia | 24 | 1,67 | 3,96 | 3,1182 | ,51509 |
| Carga Mental Total durante la Pandemia | 24 | 2,89 | 4,65 | 3,8213 | ,44364 |
| N válido (por lista) | 24 | | | | |

Figura 1.

## 5.3 Carga mental total

Se analizó la Carga Mental Total de cada uno de los encuestados antes y durante la pandemia, obteniendo en total una media de 3,1 antes de la pandemia y de 3,8 durante la pandemia (Gráfico 4). Mediante un testo no paramétrico para el análisis de datos apareados (test de Wilcoxon), se estableció que existen diferencias significativas entre los dos grupos con un valor de $p<0,001$ (Figura 2).

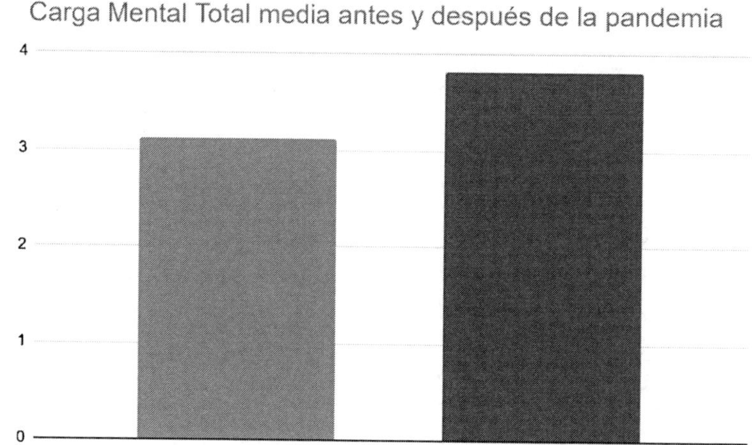


Gráfico 4. Carga mental total media antes y durante la pandemia.

|  |  | N | Rango promedio | Suma de rangos |
|---|---|---|---|---|
| Carga Mental Total antes de la pandemia vs Carga Mental Total durante la Pandemia | Rangos negativos | 3 | 4,00 | 12,00 |
|  | Rangos positivos | 19 | 12,68 | 241,00 |
|  | Empates | 2 |  |  |
|  | Total | 24 |  |  |

|  | Diferencia entre Carga Mental Total antes la pandemia y Carga Mental Total durante de la pandemia |
|---|---|
| Z | -3,718 |
| Sig. asin. (bilateral) | <,001 |

Figura 2. Carga mental total antes de la pandemia vs Carga mental total durante la pandemia

## 5.4 Demanda cognitiva y complejidad de la tarea

Se analizó la dimensión "Demanda Cognitiva y Complejidad de la Tarea" de cada uno de los encuestados, antes y durante la pandemia, obteniendo en total una media de 3,26 antes de la pandemia y de 3,91 durante la pandemia (Gráfico 5). Mediante un testo no paramétrico para el análisis de datos apareados (test de Wilcoxon), se estableció que existen diferencias significativas con un valor de $p<0,001$ (Figura 3).

**Rangos**

|  | | N | Rango promedio | Suma de rangos |
|---|---|---|---|---|
| Demanda Cognitiva Durante la Pandemia - Demanda Cognitiva Antes de la Pandemia | Rangos negativos | 0[a] | ,00 | ,00 |
| | Rangos positivos | 19[b] | 10,00 | 190,00 |
| | Empates | 5[c] | | |
| | Total | 24 | | |

a. Demanda Cognitiva Durante la Pandemia < Demanda Cognitiva Antes de la Pandemia

b. Demanda Cognitiva Durante la Pandemia > Demanda Cognitiva Antes de la Pandemia

c. Demanda Cognitiva Durante la Pandemia = Demanda Cognitiva Antes de la Pandemia

|  | Demanda Cognitiva Durante y Antes de la Pandemia |
|---|---|
| Z | -3,841[b] |
| Sig. asin. (bilateral) | <,001 |

a. Prueba de rangos con signo de Wilcoxon

b. Se basa en rangos negativos.

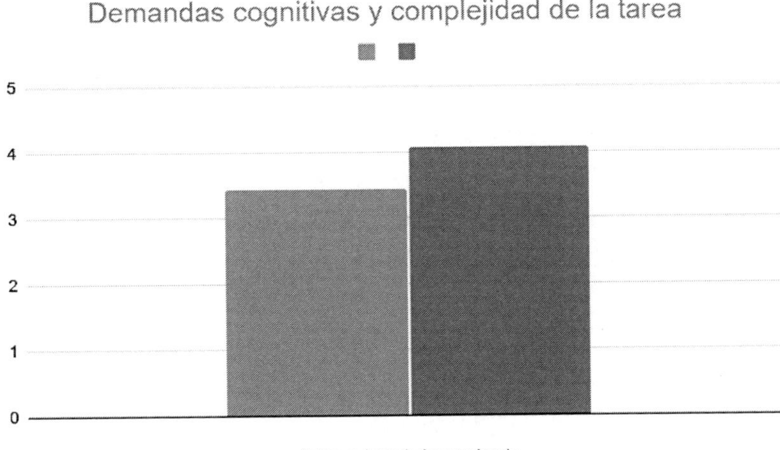


*Gráfico 5. Comparación entre la media de la dimensión "Demanda Cognitiva y Complejidad de la Tarea" antes y después de la pandemia*

## 5.5 Organización temporal

Se analizó la dimensión "Organización Temporal" de cada uno de los encuestados, antes y durante la pandemia, obteniendo en total una media de 3,43 antes de la pandemia y de 4,08 durante la pandemia (Gráfico 6). Mediante un testo no paramétrico para el análisis de datos apareados (test de Wilcoxon), se estableció que existen diferencias significativas entre los dos grupos con un valor de *p=0,02* (Figura 3)

|  |  | N | Rango promedio | Suma de rangos |
|---|---|---|---|---|
| Organización Temporal Durante la Pandemia - Organización Temporal Antes de la Pandemia | Rangos negativos | 3[a] | 14,50 | 43,50 |
|  | Rangos positivos | 17[b] | 9,79 | 166,50 |
|  | Empates | 4[c] |  |  |
|  | Total | 24 |  |  |

a. Organización Temporal Durante la Pandemia < Organización Temporal Antes de la Pandemia

b. Organización Temporal Durante la Pandemia > Organización Temporal Antes de la Pandemia

c. Organización Temporal Durante la Pandemia = Organización Temporal Antes de la Pandemia

|  | Organización Temporal Durante y Antes de la Pandemia |
|---|---|
| Z | -2,322[b] |
| Sig. asin. (bilateral) | ,020 |

a. Prueba de rangos con signo de Wilcoxon

b. Se basa en rangos negativos.

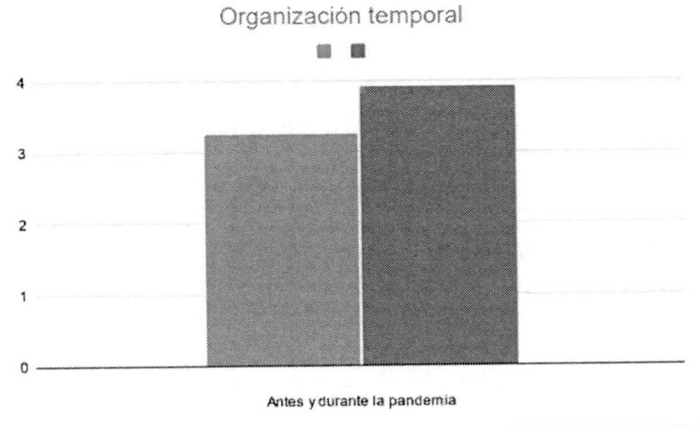



*Gráfico 6. Comparación entre la media de la dimensión "Organización Temporal" antes y durante de la pandemia*

## 5.6 Consecuencias para la salud

Se analizó la dimensión "Consecuencias para la salud" de cada uno de los encuestados, antes y durante la pandemia, obteniendo en total una media de 2,80 antes de la pandemia y de 4,02 durante la pandemia (Gráfico 7). Mediante un testo no paramétrico para el análisis de datos apareados (test de Wilcoxon), se estableció que existen diferencias significativas entre los dos grupos con un valor de *p<0,001* (Figura 3).

| | | N | Rango promedio | Suma de rangos |
|---|---|---|---|---|
| Consecuencias para la Salud durante la Pandemia - Consecuencias para la Salud Antes de la Pandemia | Rangos negativos | 1[a] | 1,50 | 1,5C |
| | Rangos positivos | 20[b] | 11,48 | 229,5C |
| | Empates | 3[c] | | |
| | Total | 24 | | |

a. Consecuencias para la Salud durante la Pandemia < Consecuencias para la Salud Antes de la Pandemia
b. Consecuencias para la Salud durante la Pandemia > Consecuencias para la Salud Antes de la Pandemia
c. Consecuencias para la Salud durante la Pandemia = Consecuencias para la Salud Antes de la Pandemia

| | Consecuencias para la Salud durante la Pandemia - Consecuencias para la Salud Antes de la Pandemia |
|---|---|
| Z | -3,967[b] |
| Sig. asin. (bilateral) | <,001 |

a. Prueba de rangos con signo de Wilcoxon
b. Se basa en rangos negativos.

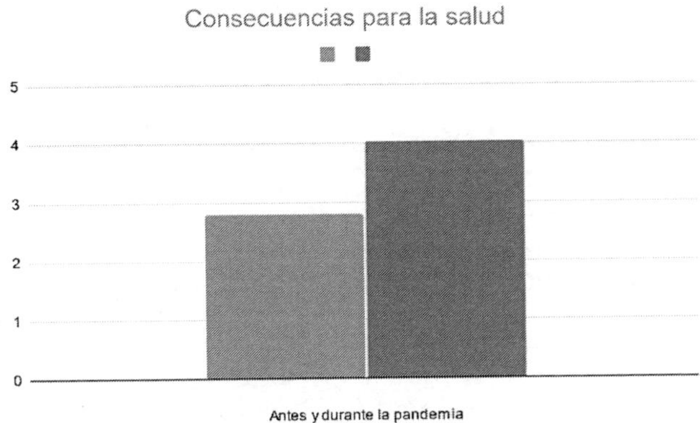



*Gráfico 7. Comparación entre la media de la dimensión "Consecuencias para la salud" antes y después de la pandemia.*

## 5.7 Características de la tarea

Se analizó la dimensión "Características de la Tarea" de cada uno de los encuestados, antes y durante la pandemia, obteniendo en total una media de 3,13 antes de la pandemia y de 3,90 durante la pandemia (Gráfico 8). Mediante un testo no paramétrico para el análisis de datos apareados (test de Wilcoxon), se estableció que existen diferencias significativas entre los dos grupos con un valor de *p<0,001* (Figura 3).

| | | N | Rango promedio | Suma de rangos |
|---|---|---|---|---|
| Características de la Tarea durante la pandemia - Características de la Tarea antes de la pandemia | Rangos negativos | 2[a] | 14,75 | 29,5( |
| | Rangos positivos | 21[b] | 11,74 | 246,5( |
| | Empates | 1[c] | | |
| | Total | 24 | | |

a. Características de la Tarea durante la pandemia < Características de la Tarea antes de la pandemia

b. Características de la Tarea durante la pandemia > Características de la Tarea antes de la pandemia

c. Características de la Tarea durante la pandemia = Características de la Tarea antes de la pandemia

|  | Características de la Tarea durante la pandemia - Características de la Tarea antes de la pandemia |
| --- | --- |
| Z | -3,302[b] |
| Sig. asin. (bilateral) | <,001 |

a. Prueba de rangos con signo de Wilcoxon

b. Se basa en rangos negativos.

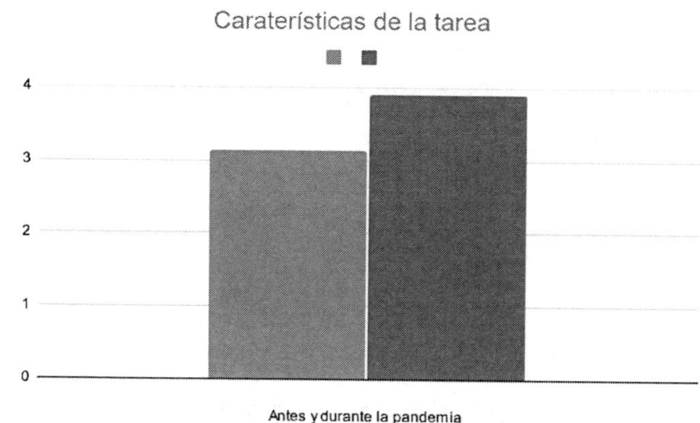


*Gráfico 8. Comparación entre la media de la dimensión "Características de la tarea" antes y después de la pandemia.*

## 5.8 Ritmo de trabajo

Se analizó la dimensión "Ritmo de trabajo" de cada uno de los encuestados, antes y durante la pandemia, obteniendo en total una media de 2,96 antes de la pandemia y de 3,19 durante la pandemia (Gráfico 9). Mediante un testo no paramétrico para el análisis de datos apareados (test de Wilcoxon), se estableció que no existían diferencias significativas entre los dos grupos, ya que se obtuvo un valor de *p=0,123* (Figura 3).

|  |  | N | Rango promedio | Suma de rangos |
| --- | --- | --- | --- | --- |
| Ritmo de Trabajo Durante la pandemia - Ritmo de Trabajo Antes de la pandemia | Rangos negativos | 5[a] | 7,70 | 38,50 |
|  | Rangos positivos | 11[b] | 8,86 | 97,50 |
|  | Empates | 8[c] |  |  |
|  | Total | 24 |  |  |

a. Ritmo de Trabajo Durante la pandemia < Ritmo de Trabajo Antes de la pandemia

b. Ritmo de Trabajo Durante la pandemia > Ritmo de Trabajo Antes de la pandemia

c. Ritmo de Trabajo Durante la pandemia = Ritmo de Trabajo Antes de la pandemia

|  | Ritmo de Trabajo Durante la pandemia - Ritmo de Trabajo Antes de la pandemia |
| --- | --- |
| Z | $-1{,}540^{b}$ |
| Sig. asin. (bilateral) | ,123 |

a. Prueba de rangos con signo de Wilcoxon
b. Se basa en rangos negativos.

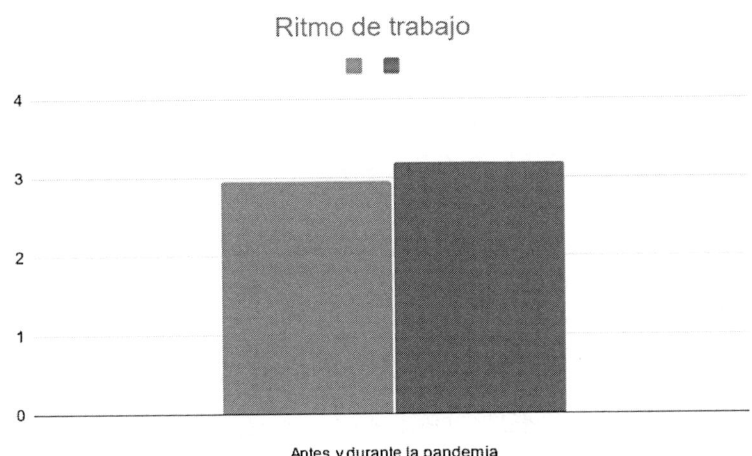


*Gráfico 9. Comparación entre la media de la dimensión "Características de la tarea" antes y después de la pandemia.*

|  |  | N | Rango promedio | Suma de rangos |
| --- | --- | --- | --- | --- |
| Demanda Cognitiva antes de la Pandemia - Demanda Cognitiva durante de la Pandemia | Rangos negativos | 0 | ,00 | ,00 |
|  | Rangos positivos | 19 | 10,00 | 190,00 |
|  | Empates | 5 |  |  |
|  | Total | 24 |  |  |
| Organización Temporal antes de la Pandemia - | Rangos negativos | 3 | 14,50 | 43,50 |
|  | Rangos positivos | 17 | 9,79 | 166,50 |

| | | | | |
|---|---|---|---|---|
| Organización Temporal durante la Pandemia | Empates | 4 | | |
| | Total | 24 | | |
| Consecuencias para la Salud antes de la Pandemia - Consecuencias para la Salud durante la Pandemia | Rangos negativos | 1 | 1,50 | 1,50 |
| | Rangos positivos | 20 | 11,48 | 229,50 |
| | Empates | 3 | | |
| | Total | 24 | | |
| Características de la Tarea antes de la pandemia - Características de la Tarea durante la pandemia | Rangos negativos | 2 | 14,75 | 29,50 |
| | Rangos positivos | 21 | 11,74 | 246,50 |
| | Empates | 1 | | |
| | Total | 24 | | |
| Ritmo de Trabajo antes la pandemia - Ritmo de Trabajo durante la pandemia | Rangos negativos | 5 | 7,70 | 38,50 |
| | Rangos positivos | 11 | 8,86 | 97,50 |
| | Empates | 8 | | |
| | Total | 24 | | |

| | Demanda Cognitiva antes vs durante de la pandemia | Organización Temporal antes vs durante la pandemia | Consecuencias para la Salud antes vs durante de la pandemia | Características de la Tarea antes vs durante de la pandemia | Ritmo de Trabajo antes vs durante de la pandemia |
|---|---|---|---|---|---|
| Z | -3,841 | -2,322 | -3,967 | -3,302 | -1,540 |
| Sig. asin. (bilateral) | <,001 | ,020 | <,001 | <,001 | ,123 |

# 6. DISCUSIÓN

Muchos estudios previos al nuestro, como Gómez Conesa A[19], y Lozano Vargas A[20] ya dilucidaban que la pandemia había condicionado un notorio incremento de los problemas de salud mental y de los trastornos relacionados con el agotamiento y el burnout entre el personal sanitario.

Tras analizar los datos obtenidos en este trabajo, podemos afirmar que la percepción de los trabajadores sanitarios es que la pandemia ha provocado un aumento significativo en su nivel de carga mental y por ende de la fatiga mental.

Bien es conocido por todos, que los trabajadores de la salud se enfrentan continuamente al dolor, la muerte y la enfermedad, además de trabajar en unas condiciones que determinan unas jornadas de trabajo muy largas y exigentes (turnos nocturnos y turnos de 24h.). La pandemia del COVID-19 ha supuesto un esfuerzo sobreañadido que ha provocado un estrés y carga de trabajo que han conseguido poner al límite a estos trabajadores.

Como bien reflejan los resultados, y aunque es cierto que se trata de una encuesta de percepción de subjetiva, la carga mental total de los trabajadores en los distintos puestos de trabajo desarrollados en el hospital ha experimentado un aumento a expensas de cada uno de los aspectos que la definen, a excepción del ritmo de trabajo.

Si bien es cierto que en algunos lugares del país la pandemia ha provocado un aumento de la carga de trabajo y esto probablemente a su vez haya condicionado un aumento proporcional de la carga mental, no es menos cierto que es posible que en otros puestos de trabajo donde la carga de trabajo ha disminuido ya que la pandemia no ha azotado con tanta fuerza, también ha aumentado la carga mental. Esto es porque en este caso, la pandemia, actúa como un fuerte factor extralaboral, que en cierto modo aumenta la percepción de carga mental y agrava una fatiga mental, ya de por sí alta en un tipo específico de trabajador que tiene un alto riesgo de sufrir estrés y síndrome de estar quemado por el trabajo.

Precisamente este trabajo pone de manifiesto que los trabadores sanitarios han percibido la misma tarea como más compleja y laboriosa durante la pandemia que antes de ella, aun cuando el ritmo de trabajo ha sido la única dimensión de todas aquellas que determinan el nivel de carga mental que no ha incrementado para los encuestados durante la pandemia. La pandemia ha afectado de forma heterogénea a las distintas regiones. Las ciudades más pobladas, como Madrid o Barcelona, se han visto afectadas con mayor gravedad por la pandemia que otras ciudades de menor población. Nuestro estudio ha sido realizado en una única ciudad (Murcia), por lo que los resultados pueden estar sujetos a un sesgo.

Uno de los factores que ha favorecido el aumento de la carga mental es el hecho de que los trabajadores durante la pandemia disponían de menos tiempo para realizar su tarea, ya que existieron diferencias significativas en la dimensión "Organización Temporal" entre los dos grupos, siendo mayor para la tarea realizada durante la pandemia. Esto puede ser interpretado como un aumento en el número de pacientes que deben ser atendidos durante la jornada laboral, que aumentan directamente la cantidad de trabajo; pero también puede revelar una fatiga mental crónica a raíz de una pandemia mundial de casi año y medio que provoca una disminución de las capacidades de resistencia de forma prolongada del individuo para realizar un esfuerzo cognitivo.

Muchos grupos de investigación han puesto investigado el impacto de la salud mental de los trabajadores, concluyendo la gran mayoría de ellos que ha supuesto un aumento significativo en la incidencia de enfermedades mentales [14, 15]. Nuestro estudio parece esbozar algo similar, pues las diferencias significativas encontradas en la dimensión "Consecuencias para la salud" reflejan que la realización de su trabajo durante la pandemia provoca un mayor agotamiento durante el desempeño de la tarea, que podría suponer un factor de riesgo para el desarrollo de enfermedades como depresión, ansiedad, etc. El nivel de trabajo en los picos más altos de incidencia de la pandemia incluso ha llegado ocasionar trastornos graves como el estrés postraumático [16, 17].

Otro de los factores que ha propiciado el aumento de la carga mental durante la pandemia es el mayor número de distracciones que se producen durante la jornada laboral, como bien reflejan los resultados de la dimensión "Características de la tarea". Esto podría venir propiciado por la saturación de los hospitales durante la pandemia, que habría ocasionado un mayor número de consultas urgentes, emergencias y demás, que al fin y al cabo son tareas no demorables que deben de ser realizadas de forma sincrónica y la mayor rapidez y precisión posibles [18].

Entre todas las dimensiones que determinan la carga mental, la de "Ritmo de trabajo" ha sido la única que no ha demostrado tener unos niveles superiores durante la pandemia. Los resultados reflejan una media de puntuación en esta dimensión mayor para los trabajadores durante la pandemia que para los trabajadores antes de la pandemia, aunque tras el análisis estadístico no paramétrico para datos apareados, los resultados han reflejado que dicha diferencia no es los suficientemente grande para determinar que existen diferencias significativas. Es posible que sean necesarios más estudios con una muestra mayor para obtener unos resultados reveladores.

## 6.1 Limitaciones

Durante el transcurso del proyecto, hemos sido conscientes de que la muestra utilizada fue pequeña, lo cual limita la validez de los resultados al centro donde se realizó el estudio. Por lo tanto, consideramos que sería conveniente llevar a cabo investigaciones adicionales con una muestra de trabajadores más amplia para obtener una representación a nivel nacional más precisa y confirmar los hallazgos obtenidos.

Otra de las limitaciones del estudio es que se han seleccionado profesionales solo de un hospital de una sola comunidad autónoma, mientras que la pandemia ha afectado de forma heterogénea a la población de España y el resto del mundo. Es por ello que los resultados pueden estar sesgados al ofrecer solo parte de la realidad al incurrir en un sesgo de selección.

## 6.2 Intervención preventiva psicosocial

Teniendo en cuenta la idiosincrasia de un hospital de tercer nivel, los distintos puestos de trabajo, la problemática encontrada y adecuándonos al marco al conceptual, se deben proponer una seria de medidas con el fin de llevar a soluciones, que pueden ser clasificada en comunes población general, y específicas para el personal sanitario.

- Comunes para la población general:
    - o Una de las primeras actuaciones, sería identificar a los grupos de mayor riesgo para implementar en ellos las distintas medidas. La literatura destaca a mujeres, ancianos, personas con enfermedades mentales preexistentes o con condiciones físicas discapacitantes [21].
    - o Crean una red de equipos multidisciplinares compuesto por psiquiatras, psicólogos y otros trabajadores de la salud mental, cuya función sea educar a los trabajadores (en nuestro caso los sanitarios) para fomentar conductas mentalmente saludables a la hora de afrontar problemáticas parecidas y prepararnos para futuras pandemias (Anexo 2).
    - o Habilitar líneas online de intervención psicoterapeútica. En estos programas se podrían usar técnicas cognitivo-conductuales para tratar la ansiedad, depresión y el estrés postraumático. Hoy en día internet está al alcance de la mayor parte del primer mundo, de hecho, en China se habilitó una línea de intervención psicoterapeútica 24 horas todos los días de la semana [23.]

- Propuestas específicas para el personal sanitario:
    - La mejor forma de prevenir problemas mentales en el personal sanitario, según un estudio realizado en el The Second Xiangya Hospital en Hunan, es proporcionar un ambiente apropiado donde puedan descansar y tener un momento de privacidad lejos de sus familias, garantizar una alimentación adecuada y suministros diarios, brindar información sobre la enfermedad y las medidas de protección, establecer normas claras y detalladas para el uso de equipos de protección, ofrecer asesoramiento sobre técnicas de relajación y manejo del estrés, y promover la presencia de consejeros psicológicos en las áreas de descanso del personal de salud para escuchar sus dificultades [24, 25].
    - Nuestros encuestados refieren un aumento de las *demandas cognitivas y de la complejidad de la tarea*, lo que se podría solventar a través del establecimiento de protocolos de actuación rápida específicos en caso de pandemias y otras catástrofes donde la incertidumbre en los estadios iniciales es muy elevada. Que el empresario facilite cursos de formación continuada y de actualización también es una opción que adquiere vital importancia, pues al afrontar una situación completamente nueva y desconocida como es una pandemia, puede aumentar considerablemente el esfuerzo cognitivo requerido por parte los trabajadores.
    - Nuestros encuestados reflejaron un aumento de la dimensión *organización temporal,* por lo que medidas específicas para solventar estos problemas podrían ser: reducir las jornadas de trabajo (los médicos tienen turnos de guardias de 24 horas ininterrumpidas y algunos enfermeros y auxiliares de enfermería turnos de hasta 12 horas), establecer turnos regulares de descanso durante las guardias y entre ellas (tras una guardia de 24 horas únicamente descansas las 24 horas siguientes) y planificar con antelación los turnos nocturnos y turnos especiales.
    - Una medida dirigida para disminuir la carga mental mejorando la puntuación en la dimensión *"características de la tarea"*, podría ser la instauración de turnos rotativos en los puestos de mayor carga laboral y en aquellos de mayor exigencia mental.
    - En nuestro estudio también se ha demostrado que los participantes de la encuesta, durante la pandemia mostraron una mayor puntuación en el ámbito de *consecuencias para la salud*, lo que apunta en la misma dirección que otros estudios anteriores que señalan un aumento en las enfermedades mentales

(ansiedad, depresión, trastorno de estrés postraumático, etc) y las situaciones relacionadas con el estrés. Una opción es aumentar el apoyo social en la empresa y mejorar las relaciones interpersonales, ya que amortigua y modera el impacto del estrés psicosocial sobre la salud física o mental. Otras ideas serían la de establecer medidas en el plano personal, como la aplicación de técnicas de relajación, dominio del cuerpo y sus reacciones, incentivar la confianza en uno mismo y el desarrollo de la autoestima. Identificar los errores, los éxitos y sus causar y consecuencias también sería interesante.

# 7. CONCLUSIÓN

La pandemia del COVID-19 ha repercutido en nuestra sociedad en múltiples aspectos. Aparte de condicionar un gran aumento de la mortalidad, también ha repercutido de forma directa en la salud mental del personal sanitario, que ha constituido un grupo especialmente vulnerable ante esta situación, viéndose aumentado el número de diagnósticos de enfermedades psiquiátricas (depresión, ansiedad, trastorno de estrés postraumático, etc) a causa de una excesiva carga de trabajo. Como pone de manifiesto nuestro estudio, la pandemia ha condicionado un incremento significativo de la carga mental percibida por los trabajadores de un hospital de tercer nivel, a expensas de un aumento en todos aquellos factores laborales que influyen en la carga mental (demandas cognitivas, características de la tarea, organización del tiempo y consecuencias para la salud), excepto para el factor "ritmo de trabajo".

Una vez identificados los problemas específicos que han producido en los sanitarios un aumento en la carga menta, y teniendo en cuenta que la ergonomía y la psicosociología han pasado a constituir une verdadera técnica preventiva, proponemos una serie de medidas válidas para la corrección de estos problemas.

# 8. BIBLIOGRAFÍA


1. Dalmau, I, Ferrer, R. Revisión del concepto de carga mental: evaluación, consecuencias y proceso de normalización (2004). Anuario de psicología Vol. 35 Núm. 4 Pág. 521-546.

2. Kramer, A., Trejo, L., y Humphrey, D. (1995). Assessment of mental workload with task-irrelevant auditory probes. Biological Psychology, 40 (1-2), 83-100

3. Kahneman, Daniel. *Attention and effort*. Englewood Cliffs, NJ: Prentice-Hall, 1973.

4. Wickens, Christopher D., Michael Vidulich, and Diane Sandry-Garza. "Principles of SCR compatibility with spatial and verbal tasks: The role of display-control location and voice-interactive display-control interfacing." *Human factors* 26.5 (1984): 533-543.

5. José María Cortés Díaz. Técnicas de prevención de riesgos laborales (11ºEdicion): seguridad y salud en el trabajo. Madrid: Editorial Tébar, Mayo; 2018.

6. Soto A. D.-CARGA MENTAL 11. Carga Mental [Internet]. Disponible en web: https://w3.ual.es/GruposInv/Prevencion/evaluacion/procedimiento/D.%20Carga%20mental.pdf.

7. Pallanti S, Grassi E, Makris N, Gasic GP, Hollander E. Neurocovid-19: A clinical neuroscience-based approach to reduce SARS-CoV-2 related mental health sequelae. J Psychiatr Res. 2020 Nov; 130: 215-217. doi: 10.1016/j.jpsychires.2020.08.008. Epub 2020 Aug 15. PMID: 32836010; PMCID: PMC7428715

8. Rolo González Gladys, Díaz Cabrera Dolores, Hernández Fernaud Estefanía. Desarrollo de una Escala Subjetiva de Carga Mental de Trabajo (ESCAM). Rev. psicol. trab. organ. [Internet]. 2009 Abr [citado 2023 Jun 29] ; 25( 1 ): 29-37. Disponible en: http://scielo.isciii.es/scielo.php?script=sci_arttext&pid=S1576-59622009000100004&lng=es.

9. Saqib A, Rampal T. Quality improvement report: setting up a staff well-being hub through continuous engagement. BMJ Open Quality 2020;9: e001008. doi: 10.1136/bmjoq-2020-00100.

10. Cherepanov E. Responding to the Psychological Needs of Health Workers During Pandemic: Ten Lessons From Humanitarian Work. Disaster Med Public Health Prep. 2022 Apr;16(2):734-740. doi: 10.1017/dmp.2020.356. Epub 2020 Sep 10. PMID: 32907680; PMCID: PMC7737122.

11. Cherepanov E. Ethics for Global Mental Health: From Good Intentions to Humanitarian Accountability. New York: Routledge; 2019. doi: 10.4324/9781351175746 - DOI

12. Cherepanov E. Community-based psychological recovery in complex emergencies. In: ISTSS 28th annual meeting: Beyond Boundaries: Innovations to Expand Services and Tailor Treatments. Pre-meeting institute. October 31, 2012. Los Angeles, CA. PMI#11.

13. Pines, A., & Aronson, E. (1988). *Career burnout: Causes and cures.* Free Press.

14. E. Preti, V. Di Mattei, G. Perego, F. Ferrari, M. Mazzetti, P. Taranto, *et al.* The psychological impact of epidemic and pandemic outbreaks on healthcare workers: Rapid review of the evidence. Curr Psychiatry Rep, 22 (2020), pp. 1-22

15. Fundación Galatea. Impacto COVID-19 en los profesionales de la salud: resultados preliminares del estudio de la Fundación Galatea (I y II). Barcelona: COMB y Fundación Galatea. 2021. [consultado 29 Jun 2021] Disponible en: https://www.clinica-galatea.com/es/bloc/imapacto-covid/

16. T.-P. Su, T.-C. Lien, C.-Y. Yang, Y.L. Su, J.-H. Wang, S.-L. Tsai, *et al.* Prevalence of psychiatric morbidity and psychological adaptation of the nurses in a structured SARS caring unit during outbreak: a prospective and periodic assessment study in Taiwan. J Psychiatr Res., 41 (2007), pp. 119-130

17. R. Rossi, V. Socci, F. Pacitti, G. di Lorenzo, A. di Marco, A. Siracusano, *et al.* Mental Health Outcomes Among Frontline and Second-Line Health Care Workers During the Coronavirus Disease 2019 (COVID-19) Pandemic in Italy. JAMA Netw Open., 3 (2020), pp. e2010185

18. Hartnett KP, Kite-Powell A, DeVies J, y col. Impact of the COVID-19 Pandemic on Emergency Department Visits - United States, January 1, 2019-May 30, 2020. *MMWR Morb Mortal Wkly Rep.* 2020;69(23):699-704.

19. Gómez Conesa A. Impacto de la pandemia de COVID-19 en los síntomas de salud mental y actuaciones de fisioterapia. Fisioter (Madr, Ed, Impresa) [Internet]. 2021 [citado el 12 de julio de 2023];43(1):1–4. Disponible en: https://www.elsevier.es/es-revista-fisioterapia-146-articulo-impacto-pandemia-covid-19-sintomas-salud-S0211563820301310.

20. Lozano-Vargas A. Impacto de la epidemia del Coronavirus (COVID-19) en la salud mental del personal de salud y en la población general de China. Rev Neuropsiquiatr [Internet]. 2020 [citado el 12 de julio de 2023];83(1):51–6. Disponible en: http://www.scielo.org.pe/scielo.php?script=sci_arttext&pid=S0034-8597

21. Qiu J, Shen B, Zhao M, Wang Z, Xie B, Xu Y. A nationwide survey of psychological distress among Chinese people in the COVID-19 epidemic: implications and policy recommendations. Gen Psychiatr. 2020;33(2):e100213. doi: 10.1136/gpsych-2020-100213.» https://doi.org/10.1136/gpsych-2020-100213

22. Li W, Yang Y, Liu ZH, Zhao YJ, Zhang Q, Zhang L, et al. Progression of Mental Health Services during the COVID-19 Outbreak in China. Int J Biol Sci. 2020;16(10):1732-8. doi: 10.7150/ijbs.45120. » https://doi.org/10.7150/ijbs.45120

23. Lima CKT, Carvalho PMM, Lima I, Nunes J, Saraiva JS, de Souza RI, et al. The emotional impact of Coronavirus 2019-nCoV (new Coronavirus disease). Psychiatry Res. 2020;287:112915. doi: 10.1016/j.psychres.2020.112915. » https://doi.org/10.1016/j.psychres.2020.112915

24. Chen Q, Liang M, Li Y, Guo J, Fei D, Wang L, et al. Mental health care for medical staff in China during the COVID-19 outbreak. Lancet Psychiatry. 2020;7(4):e15-e6. doi: 10.1016/s2215-0366(20)30078-x.
» https://doi.org/10.1016/s2215-0366(20)30078-x

25. Fessell D, Cherniss C. COVID-19 & Beyond: Micro-practices for Burnout Prevention and Emotional Wellness. J Am Coll Radiol. 2020. doi: 10.1016/j. jacr.2020.03.013.
» https://doi.org/10.1016/j. jacr.2020.03.013.

# 9. ANEXOS

| | | | |
|---|---|---|---|
| **FACTOR 1. DEMANDAS COGNITIVAS Y COMPLEJIDAD DE TAREA α = 0.77** | | | |
| 1. El grado de complejidad de la información que debo utilizar en mi trabajo es | 0.82 | 0.59 | 0.71 |
| 2. La cantidad de memorización de información y material que requiere mi trabajo es | 0.80 | 0.63 | 0.70 |
| 4. El nivel de esfuerzo o concentración mental que requiere mi trabajo es | 0.75 | 0.65 | 0.71 |
| 8. El nivel de esfuerzo mental necesario para evitar los errores en mi trabajo es | 0.59 | 0.44 | 0.77 |
| 4. Habitualmente en mi puesto de trabajo el número de decisiones que debo tomar es | 0.55 | 0.47 | 0.76 |
| **FACTOR 2. ORGANIZACIÓN TEMPORAL α = 0.78** | | | |
| 19. El tiempo de que dispongo para realizar mi trabajo es | 0.87 | 0.48 | 0.84 |
| 20. El tiempo asignado a cada una de las tareas que realizo es | 0.85 | 0.72 | 0.59 |
| 21. El tiempo del que dispongo para tomar las decisiones exigidas por mi trabajo es | 0.67 | 0.67 | 0.65 |
| **FACTOR 3. CONSECUENCIAS PARA LA SALUD α = 0.70** | | | |
| 16. Me siento agotado cuando me levanto por la mañana y tengo que enfrentarme a otro día de trabajo | 0.76 | 0.48 | 0.67 |
| 17. Tengo dificultades para relajarme después del trabajo | 0.73 | 0.50 | 0.65 |
| 15. Al final de la jornada de trabajo me siento agotado | 0.73 | 0.58 | 0.58 |
| 9. El cansancio que me produce mi trabajo es | 0.70 | 0.51 | 0.66 |
| **FACTOR 4. CARACTERÍSTICAS DE LA TAREA α = 0.57** | | | |
| 6. El número de interrupciones (llamadas telefónicas, atender público, otros compañeros solicitando información, etc.) durante la realización de mi trabajo es | 0.65 | 0.41 | 0.47 |
| 10. Las tareas que realizo en mi trabajo requieren una alta concentración debido a la cantidad de distracción o ruido de fondo | 0.62 | 0.32 | 0.53 |
| 7. La cantidad de dificultades que se producen cuando se introducen nuevos procedimientos de trabajo o programas informáticos es | 0.61 | 0.40 | 0.49 |
| 5. El nivel de ambigüedad de las decisiones a tomar en mi trabajo es | 0.59 | 0.31 | 0.53 |
| 13. En mi trabajo tengo que hacer más de una tarea a la vez | 0.39 | 0.24 | 0.57 |
| **FACTOR 5. RITMO DE TRABAJO α = 0.39** | | | |
| 11. Es posible variar mi ritmo de trabajo sin perturbar el trabajo de mi sección | 0.69 | 0.30 | 0.15 |
| 14. En mi trabajo puedo cometer algún error sin que incida en forma crítica sobre los resultados del trabajo | 0.68 | 0.19 | 0.38 |
| 12. Además de las pausas reglamentarias, el trabajo me permite hacer alguna pausa cuando lo necesito | 0.38 | 0.20 | 0.36 |

*Anexo 1. Escala subjetiva de carga mental de trabajo (ESCAM)*

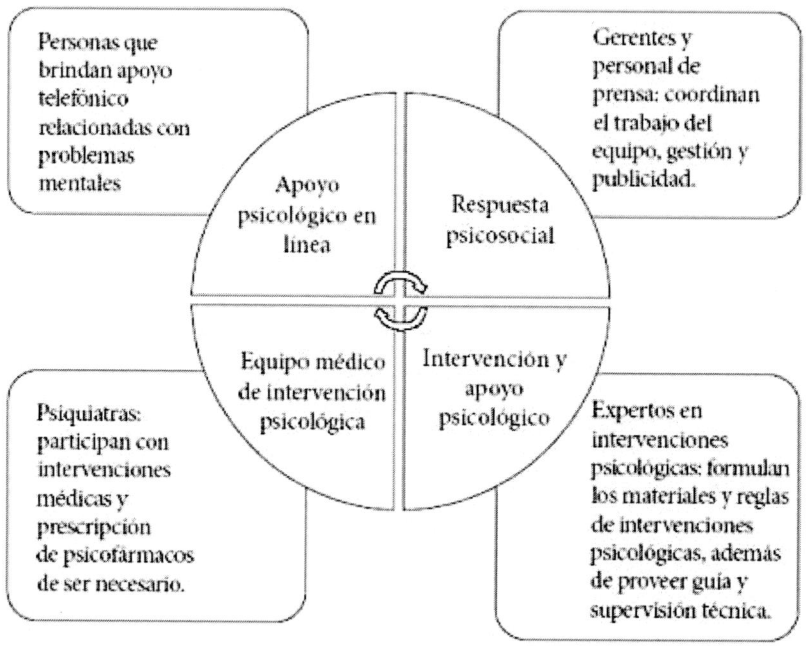



*Anexo 2. Equipos interdisciplinarios conformados en China para proteger la salud mental del personal sanitario.*